NOTICE

SUR

LES SOURCES FERRUGINEUSES

DE

FORGES-LES-EAUX

(SEINE-INFÉRIEURE)

PAR

Le docteur Ch. THOMAS-CARAMAN

Médecin Directeur de l'établissement thermal

2e ÉDITION

PARIS

CHEZ A. DELAHAYE, LIBRAIRE-ÉDITEUR

ET A L'ÉTABLISSEMENT THERMAL DE FORGES

1876

NOTICE

SUR

LES SOURCES FERRUGINEUSES

DE

FORGES-LES-EAUX

(SEINE-INFÉRIEURE)

PAR

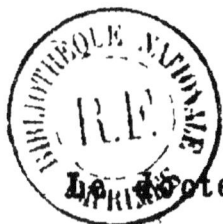

Le Docteur Ch. THOMAS-CARAMAN

Médecin Directeur de l'établissement thermal

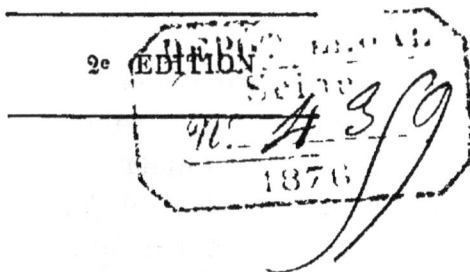

2e ÉDITION

PARIS

CHEZ A. DELAHAYE, LIBRAIRE-ÉDITEUR

ET A L'ÉTABLISSEMENT THERMAL DE FORGES

—

1876

NOTICE SUR LES SOURCES FERRUGINEUSES

ACIDULES, CRÉNATÉES

DE

FORGES-LES-EAUX

(Seine-Inférieure)

PREMIÈRE PARTIE

Historique.

Larouvière, médecin de Louis XIV, en 1699, dit dans son *Nouveau Système des eaux minérales de Forges :*

« Forges est un village du pays de Bray, en Normandie, situé dans un lieu assez élevé, entre Rouen, Dieppe, Amiens et Beauvais : l'air y est sain et tempéré; les maisons y sont très-commodes pour loger les malades qui y arrivent tous les ans de toutes parts, et l'on y trouve pendant la saison des eaux tout ce qui est nécessaire à la vie. Le nom de Forges vient, au rapport de J. Duval, docteur en médecine, de la quantité de forges qu'on avait autrefois fait construire dans ce territoire, lesquelles subsisteraient encore par la commodité de plusieurs petits ruisseaux qui arrosent le pays, si la glèbe ou matière de la mine se fût rencontrée assez abondante, compacte et de la solidité qu'elle doit être pour tirer du bon fer.

« On y voit plusieurs sources d'eaux minérales, qui prennent leurs cours suivant la pente des lieux par où elles s'écoulent : il y en a trois entre autres dont les malades boivent, qui s'unissaient autrefois dans les terres et n'avaient qu'une même issue que l'on nommait la fontaine de Jouvence.

« Ces trois sources ont chacune un nom particulier ; deux desquelles ont été vraisemblablement ainsi appelées depuis le séjour que le roi Louis XIII, d'heureuse mémoire, et la reine son épouse firent à Forges en 1632. Le nom de la Cardinale fut peut-être donné à la troisième parce qu'elle fut jugée convenable à feu M. le cardinal de Richelieu, qui était du voyage. »

La réputation des sources ferrugineuses de Forges-les-Eaux, qu'il ne faut pas confondre avec Forges-les-Bains, près d'Arpajon (Seine-et-Oise), remonte à une époque déjà fort ancienne, car dès l'année 1578 il est question de ces eaux, et les premiers travaux d'analyse remontent à 1603. Tout le monde sait aussi *que ce fut après plusieurs voyages à Forges et l'usage de ses eaux pendant plusieurs années que la reine Anne d'Autriche, jusqu'alors restée stérile,* accoucha au bout de dix-huit années de mariage d'un prince qui fut plus tard Louis XIV. Dès cette époque commença la réputation bien positive de ces eaux ; aussi, dans le siècle qui suivit, furent-elles successivement le rendez-vous des seigneurs de la cour de Louis XIV et de celle de Louis XV, et elles continuèrent à être longtemps en vogue, jusqu'à ce que l'inauguration des chemins de fer, comblant les distances et rapprochant Spa de Paris, eût fait rejaillir sur les eaux de la ville étrangère la vogue et le crédit que s'étaient depuis longtemps acquis les eaux ferrugineuses de Forges. Tandis qu'il suffisait de neuf heures pour aller de Paris à Spa, il en fallait quinze pour arriver à Forges, et quel pénible voyage ! On changeait jusqu'à trois fois de voiture. Aujourd'hui, cette cause fatale d'abandon n'existe plus, et l'ouverture des chemins de fer de Rouen à Amiens, et surtout de Paris à Dieppe, dont Forges est une station principale, mettant cette charmante petite ville à trois heures de la capitale, à une heure de Dieppe, il était facile de comprendre que ces Eaux ne tarderaient pas à reprendre la vogue et le succès que promettait leur ancienne renommée et que mérite leur incontestable valeur.

Le pays.

Forges-les-Eaux est un petit bourg de 1800 habitants, situé au centre du pays de Bray, dans le département de la Seine-Inférieure, à vingt-huit lieues de Paris et à douze de Dieppe ; c'est une station du chemin de fer de Rouen à Amiens, et de celui de Paris à Dieppe par Gisors et Gournay. Cette position, mettant la ville en communication avec l'ensemble du réseau des chemins de fer, est des plus heureuses pour la facilité des voyages (1).

(1) Forges est à 160 mètres environ au-dessus du niveau de la mer. Sa température moyenne, dans la belle saison, est de 18 à 20 degrés centigrades.

On trouve à Forges toutes les ressources, toutes les commodités que l'on est en droit d'exiger d'une ville d'eaux : dans l'établissement même, sur un petit plateau d'où l'œil embrasse la vue du parc et des collines environnantes, se trouve un magnifique chalet-villa où les buveurs trouvent tout le confort désirable ; il y a quatre hôtels, plusieurs pensions bourgeoises, et, dans la saison, les baigneurs peuvent aisément louer pour le temps de leur cure des appartements ou des chambres meublés.

Climat. — Température.

A Forges, en été, la température est assez semblable à celle des bords de la Manche, de Dieppe par exemple, qui n'est qu'à une heure de distance ; elle y est cependant plus douce, car le bourg est protégé par son heureuse exposition sur le versant d'un monticule qui l'abrite des vents du nord. Pendant la belle saison, la chaleur est souvent très-grande à midi, mais elle n'est jamais si lourde ni si pénible qu'en plaine, car l'atmosphère est purifiée et tempérée par la présence des hautes haies qui couvrent le pays et par le courant rapide des rivières qui l'arrosent (l'Epte, l'Andelle et la Béthune) ; quand la brise de mer souffle, ce qui arrive souvent, on respire cet *air marin* si tonique, si vivifiant. Mais les premières heures de la matinée sont souvent fraîches, ainsi que les soirées. Il est donc nécessaire que les malades, en venant à Forges, soient munis de deux espèces de vêtements : ils ont besoin d'un vêtement un peu chaud pour sortir le matin, et il leur faut un habillement plus léger pour la chaleur dans le milieu de la journée.

Promenades. — Environs.

Sous le rapport des promenades, peu de stations thermales sont plus richement dotées que Forges, et l'on peut, à bon droit, considérer l'ensemble de ses environs comme un vaste et superbe parc anglais.

Le pays est plein de souvenirs historiques ; à chaque pas, on rencontre une légende. Parmi les endroits qui forment le but ordinaire des excursions des baigneurs, nous citerons : le mont Grippon, les ruines de l'abbaye de Beaubec, la Rosière, le bois de l'Epinay, la chapelle du Mesnil, où se renouvelle chaque année au 1er septembre un pèlerinage contre la peur et la fièvre, Catillon, le panorama de La Ferté, les châteaux du Fossé, de Riberpré, les hauteurs de Gaillefontaine, où l'on remarque l'ancienne résidence du général Hoche et le très-beau château moderne du marquis des Roys ; le magnifique point de vue de Louvicamp, l'église des Noyers, l'antique monastère du Clair-Ruissel, le magnifique domaine du Héron, le splendide château de Mesnière, cité comme l'un des plus beaux types mixtes de l'art féodal et de la Renaissance par H. de Balzac dans sa belle étude d'Eugénie Grandet. Mentionnons encore le petit château de Bure, où Henri IV venait se consoler

des soucis de la guerre près de Gabrielle d'Estrées ;
puis les ruines du château fort d'Arques.

Etablissement thermal.

L'établissement thermal, construction nouvelle,
est placé au milieu d'un beau parc traversé par la
rivière d'Andelle. C'est un bâtiment rectangulaire,
élégant, composé de grandes et belles salles de
réception. La bibliothèque comprend plusieurs
milliers de volumes ; l'administration reçoit de
nombreux journaux qui sont à la disposition des
étrangers dans le salon de lecture. La salle de bal
ou de concert est très-vaste et très-bien amé-
nagée. La salle de billard, très-grande, commu-
nique avec la précédente et peut former la scène,
quand il y a spectacle.

Sur chacune des faces latérales se trouve une
aile renfermant les cabinets de bains : un côté est
destiné aux hommes et l'autre aux dames. La
nouvelle salle d'hydrothérapie, très-élégante,
très-coquette, a été l'objet de soins tout particu-
liers. L'arsenal hydrothérapique moderne s'y
trouve au complet.

Le parc de l'établissement est très-grand. Depuis
deux ans, de nouvelles plantations, bosquets,
ronds-points, pelouses sont venus rompre le ca-
chet de grandeur un peu monotone de ces nombreux arbres au port si majestueux. Plusieurs rap-
pellent des souvenirs historiques ; le gros chêne
qui mesure 20 pieds de circonférence est appelé
chêne de Mme de Sévigné, qui aimait à tenir

sa cour littéraire sous ses ombrages. Un peu plus loin, on remarque les trois magnifiques ormes, lieu de prédilection de Voltaire, qui composa, pendant ses voyages à Forges, plusieurs de ses ouvrages.

Autour du parc et comme promenades-annexes se trouvent des prairies magnifiques ensemencées d'herbes spéciales, de labiées pour la cure du petit lait.

DEUXIÈME PARTIE

Les sources.

Les sources sont au nombre de trois et portent toujours les mêmes noms (Reinette, Royale et Cardinale) qu'à l'époque du voyage de Louis XIII. Ce sont des eaux exclusivement ferrugineuses, des eaux martiales pures. A part le fer et le manganèse, la chimie n'y constate que les sels les plus insignifiants et aux doses les plus minimes, 20 centig. par litre.

En face de l'entrée principale du parc se trouve une série d'arcades dont la raison d'être n'existe plus. Ces arcades dominent un caveau à ciel ouvert au fond duquel se trouvent les griffons des trois sources, qui se rendent dans trois petits bassins séparés se terminant par trois canaux qui se réunissent dans un quatrième plus grand, duquel part un canal unique de décharge amenant

les eaux des trois sources dans de grandes pis-
cines. La Reinette et la Cardinale coulent hori-
zontalement, la Reinette de l'est à l'ouest et la
Cardinale du nord au sud. La Royale sort perpen-
diculairement au milieu des deux autres et coule
ensuite de l'est à l'ouest, comme la Reinette.

On a déterminé avec soin la quantité totale
d'eau minérale débitée par les sources; cette
constatation, faite en 1875 par un ingénieur hydro-
graphe des plus distingués, a démontré que le
rendement était de 60,000 litres environ en vingt-
quatre heures.

Larouvière dit dans son *Nouveau Système....* que
chaque source coule également l'été et l'hiver;
on ne s'aperçoit d'aucune diminution de leurs
eaux dans les plus grandes sécheresses, ni d'aucune augmentation dans leur volume par les plus
grandes pluies.

Propriétés physiques.

Les eaux des trois sources sont inodores, inco-
lores, d'une limpidité parfaite. Elles renferment
une notable quantité d'acide carbonique libre.
(Wurtz.)

La Reinette, habituellement fort claire, se trouve
parfois troublée par suite d'un phénomène singulier que Linand, qui le premier en a fait men-
tion, décrit ainsi :

« Tous les jours régulièrement, vers six ou sept
heures du soir, elle se brouille de manière que
l'eau en soit toute rougeâtre et chargée de flocons

roux, plus ou moins gros, qui se changent en une eau rousse quand on vient à les remuer dans la main. »

Marteau ajoute que ce phénomène se répète le jour, trois ou quatre heures avant l'orage et la pluie.

Monnet, cité par Lepecq de La Cloture, affirme le même fait. On a dit aussi que ces flocons étaient plus abondants et se montraient plus fréquemment le jour où le temps était orageux et lorsque l'atmosphère était plus ou moins agitée. Tout en tenant compte de ce qu'ont écrit les auteurs recommandables plus haut cités, M. le docteur Caulet fait observer que ni M. Cisseville ni lui n'ont remarqué cette régularité dans l'apparition et l'existence de ces flocons.

L'eau de la Cardinale, très-nette et transparente comme celle des deux autres, offre à noter un phénomène particulier.

On voit à la surface de l'eau, renfermée dans son petit bassin d'écoulement, une pellicule irisée, resplendissante au soleil, et présentant, suivant les points où l'on se place, les divers reflets produits par les plumes multicolores de la gorge de certains pigeons. Cette pellicule est très-recherchée des malades, qui lui ont donné le nom de **crème de la Cardinale**.

La saveur varie selon les sources. Elle est fraîche, acidule dans toutes, ferrugineuse dans la Reinette, encore plus dans la Royale, et décidément atramentaire dans la Cardinale. La température des sources est constante, environ 7 degrés centigrades. Les chaleurs les plus grandes, les froids les plus rigoureux sont presque sans influence sur elle.

Les bassins des trois sources sont plus ou moins chargés d'un dépôt rouge, ocracé, globuleux, adhérant aux parois ; ce sédiment prend dans les rigoles et dans les conduits souterrains, où circule le trop-plein des sources, un aspect tout particulier qui frappa vivement M. le professeur Ossian Henry, lorsqu'il vint à Forges faire l'analyse des eaux.

« Ce n'est pas un amas rouge ocracé, mais une réunion de flocons lanugineux, rouges ou rosés, très-légers ; quelques-uns même sont tout à fait blancs et comme soyeux. Vient-on à recueillir ces flocons, qui se divisent avec une grande facilité, on y aperçoit, à l'aide du microscope, une réunion de conferves parfaitement organisées au milieu d'une masse grisâtre amorphe et de parties ferrugineuses n'offrant également aucune forme. »

Etude chimique et analyses.

La nature ferrugineuse des sources de Forges a été indiquée dès l'époque de leur découverte. Ainsi, le chevalier de Vérenne, conduit aux sources par le hasard, trouva qu'elles « causaient une odeur et un goût de fer ». De suite, il imagina qu'elles étaient semblables à celles de Spa.

Pendant les xviie et xviiie siècles, on fit de nombreuses analyses de ces eaux. Mais les sciences chimiques n'étaient pas assez avancées, à ce moment, pour en faire connaître la minéralisation, la nature et le mode de combinaison des principes actifs. La différence de saveur des sources indiquait seule une différence de composition. On la démontrait encore en faisant l'expérience suivante, souvent répétée par les buveurs. En laissant macérer pendant une heure plusieurs feuilles de chêne pulvérisées dans un verre d'eau minérale, on voit une coloration brunâtre apparaître, plus foncée dans la CARDINALE, moins dans la ROYALE, encore moins dans la REINETTE. L'acide tannique des feuilles de chêne précipite le fer du crénate et forme un tannate.

Du Chanoy (1780), Robert (1812), dans des travaux analytiques très-remarquables pour l'époque, affirmèrent que leur principe actif était le carbonate de fer dissous à la faveur d'un excès d'acide carbonique. Ils ne s'occupèrent pas des flocons ferrugineux, sur la composition chimique desquels on resta sans notion exacte jusque vers le milieu de notre siècle.

M. le professeur Chevallier, visitant les eaux de Forges en 1845, crut reconnaître dans les flocons surnageant dans les bassins la présence des crénate et apocrénate de fer. Quelques jours plus tard, l'examen qualitatif lui en décela la présence; Berzélius, le premier, avait signalé ce sel dans les eaux de Porla (Suède). Une nouvelle analyse devenait dès lors nécessaire. Elle fut ordonnée par M. le ministre de l'agriculture et du commerce, et l'Académie confia le soin de la faire à M. le professeur Ossian Henry, alors chef de ses travaux chimiques. Il reconnut facilement la présence des crénate et apocrénate de fer. Il évalua à un volume environ la quantité d'acide carbonique libre.

Les recherches et les études de M. le professeur Wurtz dans son remarquable livre de chimie médicale, dont la dernière édition vient de paraître, ont confirmé ces résultats. Tout récemment, M. le docteur Labat, vice-président de la Société d'hydrologie de France, a fait une nouvelle analyse très-complète, qualitative et quantitative, des eaux de Forges ; elle a donné les mêmes résultats ; seulement, il a noté une plus grande quantité d'acide carbonique libre.

Il reste définitivement acquis à la science que le sel essentiellement minéralisateur et caractéristique de ces eaux est un crénate de protoxyde de fer (crénate de fer), complétement dissous à leur point d'émergence. Ce sel existe dans les eaux selon les proportions suivantes :

Reinette.... 0 gr. 03 centigrammes par litre.
Royale...... 0 — 07   —   —
Cardinale... 0 — 10   —   —

Les eaux de Forges comparées aux autres eaux ferrugineuses.

Cette station n'a pas de rivale en France, car Bussang ne contient qu'une très-petite quantité de fer. C'est pour ce motif, et non par analogie du principe minéralisateur de ses eaux, que l'on pourrait nommer Forges la « Spa française ».

Durand-Fardel a dit de cette station « que c'était un type dans la classe des eaux ferrugineuses où, tandis que le fer y existe en proportion thérapeutique, les autres principes s'y trouvent en proportion trop faible pour imprimer à ces eaux des caractères spéciaux autres que ceux qu'elles tiennent du fer. »

A l'étranger, les stations les plus fréquentées sont Spa, Schwalbach, minéralisées par le carbonate de fer.

Spa (Pouhon).	Schwalbach.	Forges (Cardinale).
Sel de fer. 0 gr. 071,	0 gr. 037,	0 gr. 10 par lit. d'eau.

Forges renferme donc une quantité de fer bien plus considérable.

On n'a pas toujours évalué la quantité de fer contenue dans les eaux ferrugineuses en fer métallique. M. O. Henry a noté pour Forges que 10 centigr. de crénate de protoxyde de fer représentaient 59 milligrammes de fer métallique.

Quant aux eaux de Spa, M. Fontan dit que le Pouhon, le plus riche en fer, en contient cinq centigrammes tout au plus. M. Fontan regarde le crénate de fer comme bien plus facilement assimilable et plus actif que le carbonate, et il n'hésite pas à expliquer par sa présence dans l'eau de la Géronstère, à Spa, ce fait bien connu que cette source, moitié moins riche en fer que le Pouhon, est cependant plus énergique.

La Cure.

Époque. — La saison commence ordinairement
en juin, pour finir à la fin de septembre; juillet et
août sont les mois favoris des baigneurs. Cependant mai et septembre sont aussi propices pour la
cure. A Forges particulièrement, le temps est
presque toujours magnifique en septembre. Les
matinées seules sont un peu fraîches, les soirées
aussi.

Agents de la cure. — On prend les eaux de Forges
en boisson, bains, douches, en un mot sous toutes
les formes. Les buveurs sérieux qui veulent faire
provision de santé pour les fatigues de l'hiver
partent rarement sans avoir une série complète de
bains et douches. Les buveurs doivent descendre
aux fontaines pour y boire les eaux, à jeun et le
plus matin possible. Ils l'absorbent lentement au
moyen d'un tube aspirateur et se promènent un
certain temps (variable selon les prescriptions)
après chaque verre.

On commence en général par la Reinette; on
continue par la Royale, pour finir par la Cardinale. Du reste, il n'y a pas de règle absolue; cela
varie selon la maladie ou le tempérament du buveur. En tout cas, le conseil du médecin est nécessaire. Nous avons vu bien souvent des malades s'administrer, sans direction, des quantités
d'eau plus ou moins considérables, souvent de la
source la plus forte, et se trouver très-mal de leurs
inspirations personnelles.

Le plus souvent, on commence par prendre

trois verres, et l'on arrive successivement à six, dix, douze, plus même quelquefois. Une heure environ après avoir absorbé le dernier verre, on fait le premier repas. On déjeune et dîne fort à Forges, et habituellement, suivant la mode anglaise, d'excellentes viandes rôties.

Le traitement externe consiste en bains, douches générales, douches locales, injections.

« Bien que, dit le docteur Caulet, d'après les expériences physiologiques faites jusqu'ici sur les bains, les sels ferrugineux solubles ne paraissent pas être absorbés par la peau, il n'en est pas moins prouvé, par l'observation de chaque jour, que les bains ferrugineux sont un puissant auxiliaire du traitement interne. On sait quelles ressources l'on trouve, pour le traitement des maladies chroniques, dans l'emploi bien combiné des bains et des douches, ainsi que dans l'hydrothérapie, et c'est un point sur lequel nous n'avons point à insister ; nous ferons seulement remarquer que l'établissement de Forges se trouve placé dans des conditions exceptionnellement favorables pour l'application de l'hydrothérapie, grâce à la basse température de ses eaux (6° 1/4 environ pour le bassin commun), température absolument constante, qui n'est pas plus influencée par les chaleurs de l'été que par les grands froids de l'hiver. Nous ne pensons pas qu'il existe, en fait de médication tonique, de moyen aussi énergique que cette hydrothérapie ferrugineuse, qui laisse de bien loin derrière elle l'hydrothérapie vulgaire et même l'hydrothérapie maritime. »

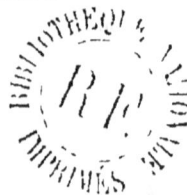

Durée de la cure. — Elle varie suivant la gravité de l'état du malade. On dit toujours qu'elle est de vingt et un jours, comme partout. Il serait plus logique, plus utile pour les buveurs d'y rester le plus longtemps possible. En effet, ces eaux n'ont pas les graves inconvénients des sources de Vichy, dont l'usage prolongé conduit droit à l'anémie la plus complète. On peut dire de ces eaux qu'elles usent et fondent, pour ainsi dire, les produits morbides, à tel point qu'elles s'attaquent bientôt après aux tissus sains, aux organes divers qui, sous leur influence, ont recommencé à fonctionner normalement. Il y a donc un moment où il ne faut plus boire ces eaux. Cette indication formelle se fait sentir au bout de vingt et un jours en moyenne. Pour Forges, il n'en est pas ainsi. Une femme (jeune fille ou dame), chlorotique, anémique, ayant des pertes blanches ou des troubles de la menstruation, se trouvera très-bien d'y passer de un à deux mois.

Cependant, lorsque les malades font plusieurs saisons, on a soin de leur prescrire de mettre entre chacune d'elles quelques jours d'intervalle, pour donner du repos aux organes digestifs.

LE ROLE DU FER DANS L'ORGANISME HUMAIN.

I. Il est démontré par de nombreuses expériences que le fer entre comme partie constituante essentielle de la matière colorante du sang.

M. Lecanu a prouvé que l'hématosine pure contient 7 pour 100 de fer. En moyenne, sur 1,000
grammes de sang il y a 127 grammes de globules
desséchés, dans lesquels l'hématosine, hémato-
cristalline ou hémoglobine, entre pour 2 à 4 grammes. On concevra donc facilement que les substances ferrugineuses, si elles sont absorbées,
pourront modifier d'une manière très-notable la
composition, la couleur et les propriétés du sang.
La diminution de la matière colorante, hématosine, entraîne forcément une diminution corres-
pondante de fer. Les substances ferrugineuses
absorbées ont alors pour effet d'augmenter la matière colorante du sang, l'hématosine, et par con-
séquent la proportion de globules, qui est en
raison directe du fer et de l'hématosine.

On admet généralement que la masse totale du
sang renferme chez un adulte de constitution
moyenne environ 7 grammes de fer.

Le fer est l'élément indispensable de l'hématosine. C'est à lui que le sang doit sa coloration
plus ou moins vermeille. Sans hematosine, les
globules rouges perdent leur forme, ne peuvent
plus remplir leurs fonctions. Le rôle de ces globules est de fixer l'oxygène qui leur est apporté
par la respiration.

L'oxygène étant fixé, ils le portent par la voie
des artères dans toute l'économie. Alors se produisent la combustion locale interstitielle, les cou-
rants d'assimilation et de désassimilation, la chaleur animale et les diverses manifestations de la
vie animale et intellectuelle.

L'hématosine du sang sert aussi à former la bilirubine ou matière colorante de la bile. Dans la bilirubine, il entre une assez grande quantité de fer.

Quand la bile s'altère, la matière colorante perd ses propriétés, parce que le fer diminue. Cette altération pathologique a un certain retentissement sur les fonctions digestives. La bile ne venant plus impressionner normalement l'épithélium intestinal, il se déclare une forme de dyspepsie très-commune, très-rebelle par atonie de l'intestin.

Il n'est pas un organe important, un tissu qui ne renferme une certaine proportion de fer, lequel lui vient tout naturellement du sang.

II. Lorsque l'on fait usage d'une bonne préparation ferrugineuse officinale, ce qui est excessivement rare, on observe les phénomènes suivants :

1° Une action astringente prononcée sur les tissus ;

2° Une action tonique manifeste plus ou moins lente suivant les personnes ;

3° Chez les personnes en santé, un sentiment de plénitude et de pléthore sanguine.

Après quelque temps, le sang devient plus vermeil, le pouls se développe, devient plus fort, plus fréquent ; le teint s'anime ; les mouvements musculaires, ainsi que toutes les fonctions, paraissent s'exécuter avec plus d'énergie. Ces phénomènes sont surtout évidents chez les individus affaiblis, d'une constitution molle et lymphatique.

Le docteur Ponrowki (de Saint-Pétersbourg), à

la suite de nombreuses recherches, a démontré que la température du corps s'élevait d'une manière sensible, ce que l'on pouvait déjà prévoir en se rendant un compte exact du rôle du fer sur les globules rouges. Cette élévation est parfois très-rapide; on a pu l'observer au bout de cinq heures; le plus souvent, on la voit survenir lentement.

L'élévation de la température est jusqu'à un certain point proportionnelle à la dose du médicament.

En même temps, conséquence forcée, on remarque que la quantité quotidienne d'urée éliminée augmente, et, toutes choses égales d'ailleurs, le poids du corps s'accroît également.

L'élévation de la température persiste pendant un temps assez long après la cessation de la médication.

Les personnes bouffies, œdémateuses, gonflées, ayant aussi pour la moindre cause une tendance aux congestions faciales, voient ce gonflement, cette graisse de mauvaise aloi tomber rapidement. Les tissus deviennent plus colorés, les muscles plus vigoureux, la marche et les exercices plus faciles.

Bien que la quantité de fer soit minime en apparence, il n'en est pas moins vrai que, chaque jour, il doit en passer dans le sang une nouvelle quantité destinée à remplacer celle qui a disparu dans les organes où elle a été éliminée par les sécrétions et excrétions.

Ce qui domine la médication ferrugineuse, ce

n'est pas la quantité de substance ingérée dans l'estomac, mais bien celle qui, après absorption, s'étant rendue dans la rate, le foie ou d'autres glandes, va concourir à former l'hématosine, laquelle est fixée par des globules jeunes qui, à partir de ce moment, perdent leurs noyaux, deviennent rouges, discoïdes et acquièrent la propriété d'attirer de l'oxygène.

EFFETS PHYSIOLOGIQUES DES EAUX DE FORGES.

J'ai dit plus haut que l'agent actif par-dessus tout des eaux de Forges était le crénate de fer. On peut en conclure *à priori* que ce sont des eaux essentiellement toniques, reconstituantes, hémato-poïétiques (c'est-à-dire contribuant à régénérer le sang). Or, comme l'on sait depuis Hippocrate que le sang est le modérateur des nerfs, *sanguis moderator nervorum*, il en résulte, en plus, qu'elles ont des propriétés névrosthéniques remarquables, ou, pour mieux dire, qu'elles contribuent puissamment à calmer et régulariser les diverses et si complexes manifestations du système nerveux.

Mais il y a ceci de particulier en elles, c'est qu'elles viennent, ce qui n'est pas rare, contredire et démentir, par les résultats de l'observation clinique, les affirmations de la chimie. Ainsi l'expérience a prouvé, depuis des siècles, que les eaux de Forges ont une grande efficacité dans

des maladies chroniques pour lesquelles on ne
prescrit pas ordinairement les martiaux, maladies chroniques qui deviendraient plus graves par
l'emploi des différentes préparations ferrugineuses de la pharmacie.

Trois faits saillants dominent encore dans les
propriétés des eaux de Forges :

1° L'action sur les phénomènes digestifs ;

2° L'action sur la sécrétion urinaire (diurèse) ;

3° L'action sédative immédiate sur la plupart
des affections nerveuses.

I. Le buveur est très-étonné de voir au bout
de quelques jours, souvent le lendemain, son appétit prendre des proportions incroyables, allant
quelquefois jusqu'à la boulimie. C'est là un phénomène constant qu'on remarque chez tous les
buveurs, quelle que soit la maladie qui les ait
amenés à Forges, sauf les affections carcinoma-
teuses. C'est surtout chez les femmes nerveuses
et les enfants, arrivant à Forges avec une inappé-
tence absolue, un dégoût insurmontable pour
toute espèce d'aliments, pouvant prendre à peine
depuis des mois des potages, qu'on a lieu de
constater, dès les premiers jours de la cure, le
retour de l'appétit.

Avec cette régénération des fonctions de la nu-
trition, se manifeste heureusement un développe-
ment singulier de la puissance digestive, à tel
point que, en dépit des grands excès commis parfois par les buveurs à table d'hôte, les digestions
restent bonnes ; l'estomac capricieux comprend
l'inutilité d'une lutte impossible et ne témoigne

que rarement son mécontentement de ce sur-
croît de travail.

II. L'action diurétique est on ne peut plus
curieuse. Cette propriété a été constatée depuis
des siècles. J'ai dit plus haut que le cardinal de
Richelieu accompagna Louis XIII et Anne d'Autriche dans le but principal de se rétablir d'une
gravelle, dont le caractère était devenu si alar-
mant en 1632 qu'on avait cru sa mort prochaine,
lors d'un voyage qu'il fit à Bordeaux. (Théophraste
Renaudot, gazetier, médecin du roi.)

Très-peu de temps après avoir bu, le malade
est forcé, selon l'expression consacrée, *de rendre
ses eaux*, et même ce besoin incessant et répété
est quelquefois un ennui, un inconvénient désa-
gréable.

D'après des expériences nombreuses, il résulte
que la quantité d'urine rendue l'emporte de beaucoup sur celle de l'eau ingérée.

La médication diurétique trouve donc en elles
un puissant agent, puisque cette eau minérale
agit très-vite et peut être supportée à des doses
énormes. Dans les siècles passés, les médecins,
pour provoquer une diurèse abondante, ne crai-
gnaient pas d'en administrer dans une matinée
12, 16 livres. Peu d'eaux minérales, sous ce rapport, peuvent être comparées aux eaux de Forges.

Il y a bien longtemps, au reste, que l'on a remarqué qu'elles ne produisaient pas chez les personnes qui en boivent les accidents observés dans
les divers traitements ferrugineux.

M. le docteur Cisseville attribuait cette différence capitale à la présence des acides organiques crénique et apocrénique, « qui, disait-il, par leur combinaison avec l'oxyde de fer, en modifient les propriétés médicales, en ce sens qu'ils neutralisent sa qualité, souvent trop astringente et trop styptique, tout en lui conservant son action tonique et fortifiante sur l'économie. »

Peu importe la théorie; il est démontré par un grand nombre d'observations que les eaux de Forges sont utiles à des sujets surexcitables dont les autres préparations ferrugineuses aggravaient l'état. Chaque année on voit aussi les mêmes eaux réussir dans les cas où les ferrugineux, prescrits avec sagacité, employés avec patience, bien tolérés, n'avaient pas été couronnés de succès.

On a administré les eaux de Forges dans un très-grand nombre de maladies. On les regardait comme une panacée propre à guérir presque tous les maux.

En 1697, Linand disait, dans son *Nouveau Traité sur les eaux minérales de Forges :* « De ce grand nombre de personnes qu'on voit aux sources, à peine en trouve-t-on deux, si on excepte ceux qui sont attaquez de la pierre, dont le nombre est toujours assez grand pendant toute la saison des eaux, à peine, dis-je, en trouve-t-on deux en même temps qui ayent la mesme indisposition; aussi, ajoute-t-il, il serait plus aisé, et on aurait peut-être plutôt fait de dire quels sont les maux auxquels les eaux minérales de Forges ne sont pas propres que de faire le détail de tous ceux qu'elles guérissent. »

En effet, il y a peu de maladies tant aiguës que chroniques, qui ne puissent présenter à un moment de leur évolution l'indication des martiaux. Les eaux de Forges produisent les plus heureux résultats dans tous les états morbides où les globules sanguins ont dégénéré faute d'avoir pu s'assimiler une quantité normale de fer.

Mais j'ai longuement parlé plus haut du rôle du fer dans l'économie.

III. L'atténuation, la sédation presque immédiate dans les symptômes de différentes maladies nerveuses par l'usage de ces eaux est due, en grande partie, au fer qu'elles renferment à un état particulier.

Depuis les travaux de Hutchinson (1820), on a beaucoup employé, en Angleterre, les préparations ferrugineuses dans les névralgies et le tic de la face, le tétanos, etc. Ellioston donna jusqu'à 500 grammes de fer à un tétanique qui s'en trouva bien. Il faut avoir le flegme anglais pour pousser les choses jusqu'à ce point, mais surtout une constitution britannique pour accepter un pareil traitement.

Malgré ces exagérations, on sait que Giacomini, en Italie, Valleix, en France, et presque tous les médecins après eux ont donné et donnent les préparations martiales dans les névralgies de cause anémique.

Mais ce qui distingue surtout les eaux de Forges, c'est leur action sédative immédiate, rappelant celle du bromure de potassium. On ne saurait croire avec quelle facilité, quelle rapidité, on peut arriver, par leur emploi, à cette action spéciale sur le système nerveux qu'on a tant de peine à obtenir des préparations pharmaceutiques, par de hautes doses et au prix de tant d'inconvénients.

(Dr Caulet.)

APPLICATIONS
OU EFFETS THÉRAPEUTIQUES

TABLEAU

Des états généraux et des principales maladies dans le traitement desquels les eaux de Forges ont une grande efficacité.

I. — États généraux et diathèses.

1° Chlorose (Aménorrhée, Dysménorrhée, Ménorrhagie, irrégularités de la menstruation).

2° Chloro-Anémie.

3° Scrofule.

4° Nervosisme ou états nerveux avec toutes ses variantes.

5° { Hystérie.
{ Névralgies.

6° Syphilis ancienne, Syphilide et Cachexie syphilitique.

7° Cachexie paludéenne à ses différents degrés.

8° Anémie des pays chauds. (La fréquentation des eaux de Forges est particulièrement recommandée aux personnes ayant séjourné un certain temps en Égypte, en Indo-Chine, etc., etc.)

II. — **Maladies aiguës et chroniques**.

1º Convalescence de toutes les maladies aiguës.

2º {
Dyspepsie.
Gastralgie.
Vomissements nerveux.
} Par inertie de l'estomac, — par insuffisance de suc gastrique, — par excès alimentaires — par excès vénériens, — et surtout dans l'état chlorotique, etc.

3º Maladies du tube digestif. { Diarrhées chroniques. Dyssenterie.

4º Hémorrhagies, Anémie consécutive.

5º Maladies de l'utérus.

6º Convalescence des fièvres typhoïdes et intermittentes.

7º Maladies des reins et de la vessie, Gravelle (hématurie), Cystites, Albuminurie ou maladie de Bright.

8º Affections bronchiques (limitées), toux hystérique nerveuse, etc.

I. — Chlorose, chloro-anémie, anémie.

« Le fer domine la thérapeutique de ces états différents, malgré leurs grands rapports; la chlorose n'est souvent apparente que par quelques symptômes qui l'accompagnent; quand la disposition chlorotique est bien établie, les eaux ferrugineuses sont héroïques pour combattre ces accidents. C'est ainsi qu'on les a vues réussir dans l'hystérie, dans beaucoup de névralgies opiniâtres, soit qu'elles occupent la tête, soit qu'elles aient l'estomac pour siége; dans la gastralgie chlorotique. »

Elles donnent de merveilleux succès dans l'aménorrhée; elles ont des propriétés emménagogues bien évidentes. Chez les chlorotiques, elles déterminent l'apparition des règles, parce que la chlorose est accompagnée d'aménorrhée. Elles modèrent le flux utérin, chez les femmes, dans l'état de santé. Elles tempèrent les hémorrhagies utérines non liées à un état pléthorique ; elles modèrent aussi les diverses hémorrhagies survenant chez les chlorotiques, et cela tient à ce qu'elles augmentent la plasticité du sang. Lorsque les règles sont douloureuses, l'usage prolongé de ces eaux minérales diminue, fait même disparaître ces douleurs.

Elles sont aussi utiles dans l'anémie que dans la chlorose.

Le sang est modifié, dans les fièvres intermittentes et autres, d'une manière qui a quelque analogie avec le sang de la chlorose.

Elles peuvent prévenir l'invasion et le retour des fièvres intermittentes, contribuent à guérir la leuco-phlegmasie et les engorgements de la rate, consécutifs aux fièvres prolongées. On les a utilement mises en usage dans les hydropisies suite d'anémie.

Enfin, elles ont une utilité évidente dans le catarrhe utéro-vaginal engendré par l'état de chlorose, dans les blennorrhées chroniques.

II. — Appareil digestif.

Les eaux de Forges conviennent naturellement à tous les troubles digestifs tenant à l'état chlorotique, à l'anémie consécutive, aux maladies aiguës, aux fièvres intermittentes. Elles font véritablement merveille dans ces cas et ramènent bien vite l'appétit et la digestion, alors que les toniques les plus énergiques, les amers les plus actifs ont échoué. Je n'insiste pas, pour éviter de fastidieuses répétitions.

Les malades affectés de diarrhée chronique, de dyssenterie se trouvent très-bien de leur emploi.

En 1768, toute la population de Forges, tourmentée par une diarrhée ancienne, se guérit en buvant uniquement de la Reinette.

En 1812, une épidémie de dyssenterie fut guérie de la même façon.

M. le docteur Cisseville, qui a fait une étude approfondie de ces eaux, affirmait que, dans le cas de dyssenterie chronique avec congestion ou hypertrophie des glanglions viscéraux, contractée dans les pays chauds, l'eau de la Reinette constituait le meilleur traitement possible.

Maladies des femmes. — Leur guérison est le triomphe des eaux de Forges. Troubles de la menstruation, accidents de la puberté et de la ménopause (âge critique), affections utérines chroniques : nerveuses, inflammatoires, catarrhales ; tout cet ensemble pathologique si varié cède à leur bienfaisante influence, qui va jusqu'à prévenir le retour des fausses couches, si fréquentes chez certaines femmes. « Nous ne nous rappelons pas avoir vu dans ces cas un seul exemple de non-réussite. » CISSEVILLE.

Maladies nerveuses. — Je citerai seulement les plus importantes guéries par ces eaux :

Vomissements nerveux, gastralgie, dyspepsie
(datant dans un cas de plus de cinq ans). CAULET.

Dyspepsie et gastralgie, accidents névropathi-
ques, névralgie générale. Dans un de ces cas,
M. le professeur Axenfeld employa sans grand
succès le proto-iodure de fer. Les eaux de Forges
seules eurent raison de la maladie déjà ancienne.

États nerveux avec insomnie et toux datant de
huit mois.

Névralgie générale.

Névralgie faciale avec syphilis.

Hystérie avec accès fébriles quotidiens et presque périodiques.

Dans presque toutes ces névropathies, on avait
fait antérieurement usage, sans succès, des préparations martiales.

Paralysies hystériques, chloro-anémiques. (On
trouve l'explication de ces guérisons dans les con-
sidérations précédentes.)

Paralysies fonctionnelles, dynamiques, parais-
sant liées à une affection des centres nerveux.
Dans un mémoire couronné par l'Académie de
médecine en 1863, M. Cisseville a donné la rela-
tion de plusieurs cas de paralysies graves, datant
de plusieurs années, radicalement guéries par les
eaux de Forges. Les malades étaient des hommes,
et le diagnostic porté par des médecins célèbres
était *ramollissement cérébral*.

Maladies des voies urinaires. — J'ai dit déjà plusieurs fois que le traitement de ces maladies fut la
base première de la renommée de Forges. Larouvière, déjà cité, observe « qu'une grande partie

des malades qui viennent dans cette ville sont affectés de la gravelle, coliques néphrétiques, difficultés d'uriner, etc. » Beaucoup de moines, prédisposés par leur vie sédentaire, leurs excès de table, etc., à cette cruelle maladie, venaient à Forges, dit mademoiselle de Montpensier. De temps en temps on voit encore des religieux, fidèles à ces vieux souvenirs, aller demander à ces eaux le remède à leurs maux.

M. le docteur Caulet a vu revenir deux buveurs prendre les eaux par précaution, après avoir été guéris, en une seule saison, de coliques néphrétiques. Les eaux de Vichy, de Contrexéville avaient été impuissantes ou n'avaient du moins procuré qu'un faible soulagement.

Stérilité. — Sans vouloir exagérer leur efficacité dans ces cas, je dirai, en terminant cette courte Notice, que, depuis quatre ans environ que je dirige l'établissement de Forges-les-Eaux, j'ai vu vingt dames au moins, stériles depuis plusieurs années, obtenir la maternité si désirée après avoir subi, pendant deux ou trois saisons, le traitement complet à Forges et l'usage constant de la Reinette, en hiver, à domicile.

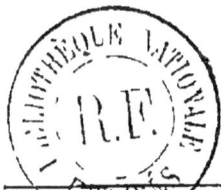

Paris. — Imp. Gauthier-Villars, 55, quai des Grands-Augustins.

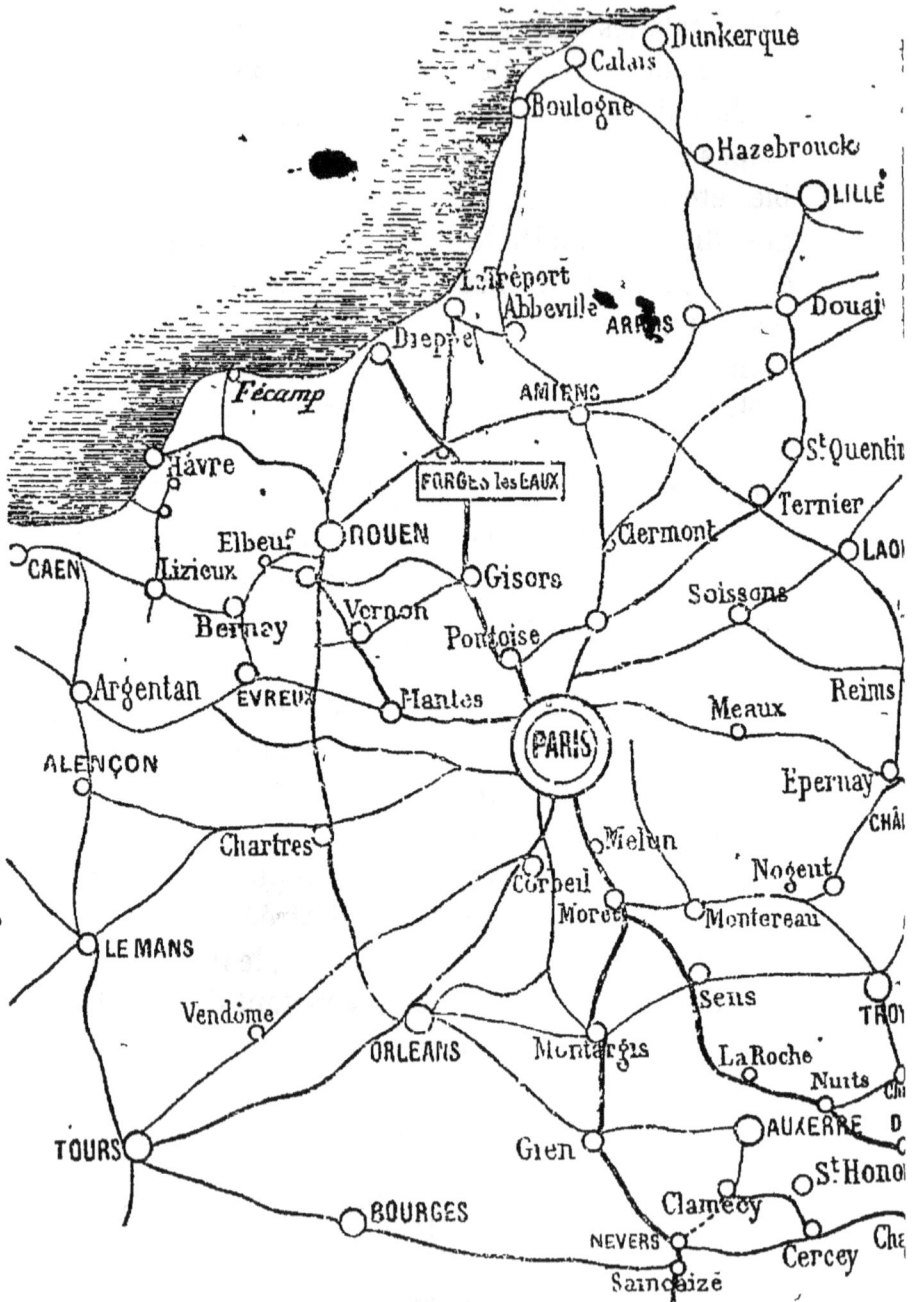

De FORGES { PARIS, en 3 h. 1/2; DIEPPE, en 1 h. 1/2;
à { ROUEN, en 3 h.; AMIENS, en 2 h.

Paris. — Imp. Gauthier